L'EAU MINÉRALE

D'AULUS

COMPARÉE AUX EAUX SIMILAIRES

DE FRANCE ET DE L'ÉTRANGER

SUIVI D'UN APERÇU

DE BAGNÈRES-DE-BIGORRE

PAR

M. Jules SOUCAZE

Licencié en Droit, Docteur en Médecine, Médecin du Bureau de Bienfaisance,
Médecin traitant requis pendant la dernière guerre,

Honoré d'une Medaille d'argent pour la propagation de la vaccine.

TOULOUSE

IMPRIMERIE PAUL PRIVAT, RUE TRIPIERE, 9

—

1879

L'EAU MINÉRALE

D'AULUS

COMPARÉE AUX EAUX SIMILAIRES

DE FRANCE ET DE L'ÉTRANGER

SUIVI D'UN APERÇU

DE BAGNÈRES-DE-BIGORRE

PAR

M. JULES SOUCAZE

Licencié en Droit, Docteur en Médecine, Médecin du Bureau de Bienfaisance,
Médecin traitant requis pendant la dernière guerre,

Honoré d'une Médaille d'argent pour la propagation de la vaccine

TOULOUSE

IMPRIMERIE PAUL PRIVAT, RUE TRIPIÈRE, 9

1879

A MESSIEURS

Georges IMHAUS

TRÉSORIER-PAYEUR DES BOUCHES-DU RHONE

ET

Alexandre de LA SERVE

SÉNATEUR DE L'ILE DE LA RÉUNION

Gage de reconnaissance.

La ville de Saint-Girons, peuplée de quatre à cinq mille habitants, chef-lieu du deuxième arrondissement de l'Ariége, est à quarante-huit kilomètres de Foix, chef-lieu du département.

Elle est le siége d'un tribunal de première instance et possède un collége communal, une église remarquable par l'élégance et l'élévation de son clocher et de très-jolies promenades.

Son heureuse position au débouché des vallées de Rivernert, de Massat, d'Oust et de Castillon lui donne une certaine importance commerciale. Par les vallées d'Oust et de Castillon, elle est en relation avec l'Espagne. Tête de chemin de fer, elle peut écouler facilement les denrées de ces diverses provenances, ainsi que les produits de ses usines, car elle a des fabriques d'étoffes de laine et de toile de lin, des filatures, des moulins, des papeteries, teintureries, corderies et scieries qui occupent une partie de sa population.

Quoique Saint-Girons soit une ville très-ancienne, car elle doit son nom à un apôtre qui vint y prêcher l'Évangile au cinquième siècle, malgré, dis-je, son antiquité, elle n'a commencé à jouer un rôle important qu'après la Révolution de 89. Avant cette époque elle était liée à la fortune de Saint-Lizier.

La ville de Saint-Lizier, distante de cinq kilomètres seulement, était, en effet, le centre du gouvernement, la capitale du Couserans, limité par les Pyrénées et par les comtés de Foix et de Comminges. Le Couserans fut gouverné par des comtes et des évêques. La Révolution, ayant aboli le siége épiscopal de Saint-Lizier, fit de Saint-Girons le chef-lieu du deuxième arrondissement de l'Ariége. C'est dans cet arrondissement, canton d'Oust, ayant fait partie du Couserans, que se trouve l'eau minérale d'Aulus.

Aulus est à une trentaine de kilomètres de Saint-Girons, où on trouve, en sortant de la gare, un omnibus et des voitures particulières, qui vous y transportent dans trois ou quatre heures, sur une belle route longeant la rivière et traversant plusieurs villages.

Ce voyage, quoique très-intéressant, ne laisse pas que de fatiguer beaucoup les malades. Un chemin de fer international, traversant les Pyrénées par le canton d'Oust, réduirait ce trajet de plus de moitié. Il y a de nombreuses compétitions, dans les Pyrénées centrales, pour l'obtention de cette ligne de chemin de fer. Les études sont faites sur plusieurs points. L'intérêt particulier de chaque compétiteur s'efforce d'en démontrer l'intérêt général. Nous ne savons encore qui doit l'emporter dans cette lutte.

Aulus, petit village d'un millier d'âmes, est situé dans

un petit vallon circulaire, découpé dans les contreforts des monts pyrénéens. Il occupe la base du versant nord-est et reçoit le soleil du sud et de l'ouest, sur la rive droite du Garbet qui prend sa source dans les montagnes les plus élevées des environs et se jette dans le Salat, à Oust, situé à quinze kilomètres d'Aulus, après avoir parcouru la belle et riante vallée d'Ercé. Il est traversé par le chemin de Vicdessos qui forme la principale rue du village et d'où partent de petites ruelles çonduisant à l'église.

L'église est perchée sur la hauteur et domine entièrement le village. Pour y arriver on traverse un emplacement planté de vieux arbres qui servent d'abri aux fidèles. Cette église est ce que sont, en général, toutes les églises de ces pauvres villages des montagnes, ne se ressentant ni en dedans ni au dehors du contact des riches étrangers que l'eau minérale attire tous les ans, plus nombreux, dans le pays.

De quelques centaines de pas au-dessus de l'église, on voit deux zones blanchâtres, serpentant dans la plaine, formées l'une par la grande route, l'autre par le bouillonnement du Garbet, bordées toutes deux d'arbres de différentes essences et allant se perdre à l'entrée de la vallée d'Ercé, à l'endroit où un rapprochement de monticules sépare les deux communes. Au pied du village, une douzaine d'hôtels, nouvellement édifiés, contrastent avec ses vieilles maisons enfumées. De l'autre côté du Garbet, sur sa rive gauche, se dessinent l'ancien et le nouvel établissements, adossés à la montagne et entourés des autres côtés d'une multitude de petits carreaux de terre, de cultures diverses, prouvant ainsi l'extrême division de la propriété.

En face de l'ancienne source se trouve un pont rustique en bois, donnant sur une allée, bordée de deux rangées d'arbres, qui conduit à une grotte artificielle, faite avec beaucoup de goût, et renfermant les buvettes des sources Darmagnac et Bacque. On voit, à droite, un gracieux bâtiment (forme châlet) qui contient une trentaine de baignoires en fonte émaillée.

L'administration a l'intention de faire un établissement de bains sur un plus grand modèle et destine ce bâtiment provisoire à une sorte de pas-perdus qui servira de promenade en temps de pluie et qui, au moyen d'une galerie, permettra la circulation, à couvert, entre la grotte et les bains.

Vers le milieu de l'allée à gauche, est un chemin qui conduit au nouvel établissement qui a, lui aussi, sa buvette et ses bains, dont les bâtiments ne sont encore qu'ébauchés et qui est connu sous le nom de grand établissement.

Il existe encore à côté de ces établissements, deux sources de même eau non encore exploitées.

Toutes ces sources viennent de la même montagne, ayant à sa base d'excellents pâturages et garnie d'arbres vers le sommet. Derrière et à gauche s'élèvent, en amphithéâtre, des montagnes de plus en plus élevées, couvertes de hêtres et de sapins et apparaissent enfin les pics escarpés, nus, des cîmes des Pyrénées.

Les environs d'Aulus offrent aux buveurs des promenades qui ne sont pas sans attrait, mais que l'absence de chemins rend très-fatigantes. Nous faisons des vœux pour qu'un accord entre le conseil municipal, les administrateurs des eaux et les maîtres d'hôtel vienne mettre un terme à cet état de choses, à la grande satisfaction des buveurs timides ou faibles qui n'osent ou ne peuvent affronter les fatigues inhérentes à de pareilles excursions. Il sufffrait de quelques escouades de travailleurs, sous une bonne direction, pour ouvrir des sentiers

accessibles aux bêtes et aux gens, afin de faire jouir tous
les buveurs des merveilles que la nature a prodiguées
dans les montagnes. On pourrait faire de jolis petits
lacets sur les pelouses de la montagne d'où sourdent les
eaux minérales. Les entre-croisements qui résulteraient
de la petite promenade obligée, entre chaque verre d'eau,
ainsi que les allées et venues des promeneurs de la grande
allée, donneraient à la grotte l'aspect d'une ruche en
pleine activité.

Combien n'y en a-t-il pas qui ne restent à Aulus que
le temps de boire quelques verres d'eau et retournent
chez eux sans avoir rien vu de ses environs. Cependant,
que de jolis points de vue! que de sites délicieux à voir!
L'étang de Lers, les lacs du Garbet et de Guzet, des
cascades, des cols et cette variété de paysages qui s'offrent aux regards, de tous les points culminants qui cer-
nent ce petit vallon.

La découverte de l'eau minérale d'Aulus est de date
récente. Je ne puis mieux faire que de renvoyer le lecteur
à la notice si intéressante et si complète de M. l'inspec-
teur, le docteur Pagés. Je me contenterai d'en donner un
abrégé pour ne pas tronquer le cadre de ce modeste
travail.

En 1823, à l'époque de la guerre d'Espagne, M. Darmagnac, lieutenant du 4e régiment de ligne, voulut goûter
l'eau d'un ruisseau qui déposait de la rouille et portait à
sa surface une pellicule minérale. Cette eau le purgea
d'abord et réveilla les forces digestives de son estomac.
En ayant fait usage pendant un certain nombre de jours,
il fut débarrassé d'une maladie chronique dont il était
affecté depuis longtemps. Un habitant du pays obtint,
par l'usage de la même eau, en bains et en boisson, un
grand soulagement à des souffrances occasionnées par
un rhumatisme. Bientôt les habitants des environs vin-

rent y puiser la santé. La réputation de ses bienfaisants
effets, s'étendant de jour en jour, donna l'idée à quelques
capitalistes d'en faire l'acquisition et d'y fonder une
buvette et un petit établissement de bains qui a fait place
à celui qui existe aujourd'hui. Il est à désirer que la
société nouvelle puisse réaliser ses grands projets de
transformation.

Pour l'analyse, voir, ci-contre, le tableau synoptique
de toutes les eaux sulfatées calciques, avec la désignation
des maladies pour lesquelles elles ont été spécialement
employées d'après les docteurs Durand-Fardel, Filhol et
Bordes-Pagès.

Voilà des eaux qui ont à peu près la même composition
et dont chacune a sa spécialité dans le groupe des maladies qui ont été efficacement traitées par elles. Nous
n'avons pas, sous les yeux, tous les travaux qui concer-
nent ces eaux, peut-être y trouverions-nous des appli-
cations plus variées ; nous n'avons, non plus, ni le temps
de les scruter, ni, par conséquent, la prétention de donner le dernier mot sur cette matière. Notre raisonnement
ne porte que sur les données puisées dans les ouvrages
de MM. les docteurs Durand-Fardel et Filhol et sur les
observations du docteur Bordes-Pagès. Ces restric-
tions faites, nous disons que les eaux sulfatées calciques
ont été employées avec avantage dans la scrofule, dans
les dyspepsies, les entérites chroniques, les maladies du
foie, des reins, de la vessie, dans l'aménorrhée, les rhu-
matismes, les maladies cutanées, etc.

L'eau d'Aulus jouit, sans conteste, des mêmes propriétés dans presque toutes ces affections; les observations si précises du docteur Bordes-Pagès en font foi.
Mais, en outre, elle a une action curative sur la syphilis
et sur les désordres qui sont la conséquence, ou de l'in-
complète élimination du virus, ou de l'intempestive admi-

nistration d'agents dirigés, contre lui, par des mains inhabiles.

Comment expliquer les effets de cette eau sur un ennemi qui n'a mis bas les armes qu'en présence du mercure? C'est en vain que nous passons en revue tous les corps qui la minéralisent. L'iode, l'arsenic auraient-ils une action directe sur lui? mais, ils sont en si petite quantité que, même dans cette hypothèse, il serait difficile d'admettre leur puissance contre une maladie dont le spécifique doit être donné à des doses beaucoup plus fortes et administré pendant des mois, des années. D'ailleurs les eaux qui se rapprochent le plus de l'eau d'Aulus, celles de Contrexéville et de Vittel, dans les Vosges, n'ont manifesté aucune puissance contre la syphilis.

Serait-ce le cuivre à qui il faudrait attribuer cette action spéciale? La présence de ce métal est constatée dans cette eau merveilleuse et point dans celles des Vosges, pas plus que dans les autres eaux sulfatées calciques. Il est vrai que le sulfate de cuivre a été récemment employé avec succès, en Italie, dans diverses affections, mais à la dose de 1 à 4 centigrammes, tandis que nous n'en avons ici que des traces. D'où vient donc cette différence d'action des eaux sulfatées calciques et cette spécialité de l'eau d'Aulus? Il y a là une inconnue dont aucune formule algébrique ne peut donner la valeur; ce qui est bien constaté, c'est leur spécialité, leur différence d'action malgré leur similitude, et ce qu'on ne peut contester, c'est l'action de l'eau d'Aulus sur la syphilis, ce fléau de l'humanité.

Nul ne me contredira dans l'affirmation que le mercure est le spécifique de ce virus; nul ne niera que beaucoup de maladies traitées, sans succès, par toute la série des autres agents thérapeutiques, n'aient enfin cédé à son administration. Que de tumeurs, que d'engorgements,

que d'hypertrophies guéris par les préparations mercurielles. Que d'eczémas noyés dans les bains de sublimé,
que de maladies du cuir chevelu ont dû leur guérison à
l'emploi du calomel. Combien de mères, perdant leurs
enfants, n'ont pu les conserver qu'après un traitement
spécifique. Qui nous dit que la cause plus ou moins éloi-
gnée d'une multitude de maladies chroniques n'est pas la
syphilis elle-même, soit par le fait des malades soit par
celui de leurs auteurs. Interrogez-les, cependant. Ils
vous répondront qu'ils n'ont jamais eu de maladie de ce
genre, et vous maudiront de donner une semblable origine
à la maladie de leurs enfants. En admettant qu'ils soient
de bonne foi, peuvent-ils répondre de leurs auteurs?
Peuvent-ils être certains de n'en avoir pas pris le germe
dans le sein de leur mère? et, souvent, sans en avoir été
affectés eux-mêmes, n'ont-il pas pu le transmettre à
leurs enfants? Pourquoi ce qui s'est passé dans la lèpre
ne pourrait-il se passer dans la syphilis? Nous avons
connu un frère et une sœur, nés de parents lépreux, qui,
n'ayant eu aucune manifestation de cette maladie, ont vu
leurs enfants mourir de la lèpre. On conçoit aisément
qu'un sang vicié, contre lequel, faute de symptômes
apparents, on n'a dirigé aucun traitement spécifique,
puisse engendrer des créatures chétives, débiles, déli-
cates et d'une sensibilité excessive à tous les agents
extérieurs. Quoi d'étonnant alors que l'eau d'Aulus, qui a
manifesté sa puissance contre le virus lui-même, exerce
victorieusement son action sur tant de troubles de l'éco-
nomie dont il est la cause.

Donc, par ces considérations, n'entendant établir de
comparaison qu'entre les eaux sulfatées calciques, et
laissant, aux uns le soin d'établir, aux autres celui de
contester de semblables effets par les eaux sulfureuses,
par ces considérations, dis-je, presque toutes les maladies

qui sont avantageusement traitées par les autres eaux
sulfatées calciques, peuvent être combattues, avec la
même efficacité, par l'eau d'Aulus; mais celles qui, malgré leur analogie avec ces mêmes maladies, auraient
résisté à ces eaux et tenu tête à toute la thérapeutique, y
comprises les préparations mercurielles, trouveront en
elle un champion capable de les désarçonner et de leur
faire mordre la poussière.

Ceci peut paraître exagéré. Cependant par la manière
dont les eaux agissent sur les organes de sécrétion, il est
possible de concevoir leur action dépurative. Il est incon-
testable, qu'une partie de l'eau passe dans le sang, ses
effets sur le foie et les reins en sont une preuve évidente.
Je crois mieux encore, je crois que, même prise en très-
grande quantité, pourvu qu'il soit mis une distance de
dix minutes entre chaque verre, je crois qu'elle y entre
en totalité avec tous les sels qui la constituent et que pas
une goutte n'arrive jusque dans le gros intestin. Je crois
que l'action purgative, qui est assez fréquente, ne se pro-
duit que par l'activité qu'elle imprime aux glandes sécré-
tantes de l'intestin ou par exsudation de sa muqueuse.
Les sécrétions de la peau elle-même contiennent des
sels constitutifs de l'eau. J'ai, en effet, remarqué chez un
buveur, qui, dans ses courses sur la montagne, avait
d'abondantes transpirations, une épaisse incrustation cal-
caire sur les cuirs de ses bretelles.

L'eau passe donc dans le sang avec tous ses sels qui
agissent sur les différentes sécrétions, excrétions ou exsu-
dations, soit par influence, soit par la pression de la
masse liquide qui est augmentée par l'énorme quantité
d'eau qu'absorbent ces buveurs.

Est-il supposable que la nature, qui ne cesse de faire
des efforts pour débarrasser l'organisme des matériaux

qui le gênent, ne profite pas de cette circonstance pour
en faire l'élimination !!!

Y a-t-il un stimulus, particulier à chacune de ces eaux,
qui favorise plus directement l'élimination de tel ou tel
élément morbide ??

Voilà le problème insoluble, l'inconnue dont j'ai parlé
plus haut.

Outre l'air des montagnes qui aide si puissamment à
la réparation de l'organisme, il est un autre adjuvant
dont je suis autorisé à parler, c'est le goudron. J'ai
acquis la certitude que l'eau de goudron favorise l'action
des eaux. Aussi engagerai-je les malades qui vont cher-
cher la santé dans le petit vallon d'Aulus à en faire
usage pendant leur cure. L'élixir de goudron de Magnes-
Lahens a parfaitement réussi à la dose d'une demi-cuil-
lerée à café par verrée d'eau et de vin prise dans le cou-
rant du repas.

Aulus est une fontaine de Jouvence où le malade re-
couvre la jeunesse par le retour à une santé parfaite et
le renouvellement de ses forces; mais tout agréable que
peut être son séjour il ne saurait offrir, à ceux qui dési-
rent jouir des effets de leur cure, les mêmes avantages
que la station si jolie, si gaie, si fraîche de Bagnères-de-
Bigorre. Là rien n'attriste plus le baigneur; il semble
que les infirmités de la nature humaine se voilent, se
cachent et n'osent assombrir de leur présence ces lieux
enchanteurs. C'est un de ses enfants qui parle, un amant
passionné de ses montagnes, que le sort a jeté loin de ses
amours. Permettez-lui de s'arrêter un instant sur cette
station incomparable par la quantité de ses eaux, la
variété de leur composition et les divers degrés de leur
thermalité. Comment ne l'aimerait-il pas, lui son enfant,
lorsque des étrangers eux-mêmes, des écrivains de tous
les siècles rivalisent de descriptions plus enivrantes les

unes que les autres, sur ses beautés et ses charmes. Quel-
ques-uns mêmes, dans leur enthousiasme, oublient ou
nient les propriétés bienfaisantes de ses eaux, prétendant
que Bagnères, ce Paradis terrestre, est le rendez-vous,
non des malades, mais de ceux qui veulent jouir des
beautés de la nature et se reposer des soucis de leurs
affaires, de cette fatigue, de cette lassitude qui s'empare
de l'homme après une tension d'esprit trop longtemps
prolongée. Là, disent-ils, le tourbillon des plaisirs :
théâtres, bals, concerts, jeux, promenades de tout genre;
là, les tournois de conversations, de pointes d'esprit; là,
l'ivresse de l'imagination entre gens nobles, gens riches,
auteurs et artistes dont les étincelles, provoquant d'autres
étincelles, viennent se confondre dans un embrasement
général.

Cependant parmi toutes ces brillantes descriptions, au
milieu de tous ces élans d'admiration, pour ce beau pays,
nous trouvons éparses çà et là des explosions de reconnaissance parties du cœur de quelques malades auxquels
les eaux ont rendu la santé, cherchée en vain dans les
officines des grandes villes.

Je vois que vous ne pouvez résister à la tentation de
connaître ce charmant pays. Eh bien! faites vos adieux
à Aulus, jetez-lui un dernier regard de reconnaissance,
et rejoignez le chemin de fer de Saint-Girons. Traversez
coteaux, vallées, villes, bourgs et villages, admirez les
châteaux modernes qui se trouvent sur votre route, dis-
courez sur les ruines féodales qui s'offrent à vos regards,
foulez, à toute vapeur, les bruyères des immenses plaines
de Lannemezan, descendez avec précaution les rampes de
Lanespède, passez sans crainte sur le viaduc, ému, cependant, de la hardiesse des ingénieurs, engagez-vous
dans les trois tunnels, contemplez la riche plaine de
Tarbes, et entrez en gare.

Profitez du temps d'arrêt nécessaire au transbordement
des bagages, pour visiter le délicieux jardin Massé, avec
ses allées, ses bosquets, ses bassins, son musée, et prenez
le train de Bigorre.

De Tarbes à Bagnères que la route est jolie! à droite et
à gauche se déroule le riche panorama des plaines du
Bigorre, avec leurs mille cultures, leurs vertes prairies
où bondissent en liberté de jeunes poulains pleins de feu
et d'ardeur. Au loin se dessine la chaîne bleue des Pyrénées, dont les formes s'accentuent plus vivement à me-
sure que la vapeur vous entraîne vers ce pays enchanté.
Le jour est sur son déclin et le radieux soleil de juillet
envoie à la terre ses derniers baisers, lorsque, au détour
du chemin, apparaît, assise au pied de la montagne et
comme gardienne des beautés de ces vallées, la fraîche
et gracieuse reine du Bigorre. Dès l'arrivée, elle vous
offre des fleurs, des gazons, les eaux fraîches, transpa-
rentes et limpides de l'Adour. Mais levez les yeux vers la
montagne du Bédat[1] et écoutez le langage de son cœur.
Elle semble vous dire : Bénissez et chantez le nom de la
souveraine Immaculée, que j'honore et que j'aime. Elle
est Reine du Ciel, reine de l'air où je vis, et c'est d'elle
que j'attends le bonheur et la joie et son image si chère
domine mon front comme un gage de salut.

Bagnères est un vrai bijou, propre, coquet, avec ses
maisons blanches, ses ruisseaux qui murmurent, le long
des rues, leur mystérieuse petite chanson; ses *coustous*
embaumés du parfum des tilleuls, gais, bruyants,
entourés de terrasses aux berceaux de lierre, aux par-
terres d'orangers et de fleurs rares. Çà et là des places
sont jetées entre les principaux quartiers. La moins amu-

1. Le Bédat est une montagne qui domine la ville et au sommet de laquelle
la municipalité a fait placer et bénir une statue de Notre-Dame de Lourdes.

sante et la moins jolie n'est pas celle du marché. A peine le jour s'éveille-t-il que déjà elle se couvre de légumes et de fruits. De jeunes paysannes, le capulet rouge plié sur la tête, y apportent du beurre frais dans des feuilles de châtaigner, du lait, des œufs. Ici on offre du gibier, là des champignons, plus loin la farine de petit millet, et les miches fort goûtées dans le pays où on les transforme en mets délicieux. Le jardinage est si frais qu'il fait plaisir à voir; les pommes d'or, les poires d'été, les prunes veloutées s'étalent sans ordre dans les boutiques des revendeuses. Les fruits du Languedoc s'y mêlent à ceux du pays. Le long d'un côté privilégié de la place s'exhale l'agréable parfum des framboises et des fraises de la montagne.

Les thermes de Bagnères peuvent compter parmi les plus beaux des Pyrénées. Entièrement revêtus de marbre gris, ils sont à l'intérieur vastes et grandioses. Un superbe escalier de marbre, car tout est marbre dans ce palais de la santé, conduit à l'étage supérieur, où l'on peut à loisir admirer un gentil musée de peinture et d'histoire naturelle, ou s'établir commodément dans le cabinet de lecture après avoir fait choix d'un des nombreux volumes de la bibliothèque. Pour le baigneur, il trouve près des sources, ces belles cabines où l'eau bienfaisante tombe dans des bassins de marbre blanc et l'invite irrésistiblement à se plonger dans son pur cristal.

Au-dessus de l'établissement s'étage un bosquet où la fraîcheur règne même aux plus chaudes heures du jour; les sentiers s'y croisent, s'y fuient, s'y rapprochent, pour se réunir en un joli chemin qui vous mène, par mille capricieux détours, vers les fontaines ferrugineuses. Tantôt il se cache sous d'épais ombrages, tantôt il traverse des prairies émaillées de fleurs, et alors l'œil découvre au loin les sites les plus pittoresques et les plus

ravissants. On pourrait, par instants, se croire loin de la
ville et, tout à coup, elle se montre à vous inondée de
soleil ou bien reposant doucement à l'ombre de la montagne; vous croyez avoir quitté Bigorre et vous n'en
avez fait que le tour; vous rentrez, presque sans vous en
douter, au sein de l'agitation et de la gaieté de ses rues
et de ses promenades.

Bagnères ne ressemble nullement, pendant la saison,
à la plupart de nos villes de province, on n'y est ni
guindé, ni sauvage, ni sur cette terrible étiquette qui
règle la toilette et les heures de sortie. Non, il règne à
Bigorre un laisser aller de bon ton, une liberté de se
passer certaines fantaisies, dont on jouit avec ravisse-
ment, pourvu qu'on ait l'âme assez heureusement douée
pour ne point aimer ces mille riens, dits de haute dis-
tinction, qui ne sont au fond qu'une tyrannie insuppor-
table.

Il existe à Bagnères un jardin du plaisir où la musique
et les fleurs se disputent à l'envi l'attention des privi-
légiés de la fortune. Ils admirent, ils écoutent et ne
tardent pas à pénétrer dans le châlet même où le plaisir
s'offre à eux sous toutes les formes. C'est l'opéra comique,
avec ses chants gais, vifs, ou pleins d'une douce mélan-
colie; c'est la danse et toutes ses folies; c'est le salon
vert où les graves politiques se retirent pour discuter,
sans fin, sur les intérêts du pays; là aussi on satisfait
toutes les exigences de messire Gaster.

Dans un angle retiré, se cache comme un serpent, cet
abominable séjour, où de jeunes insensés jouent l'avenir
de leur famille, oubliant tout ce qu'ils doivent à Dieu et à
l'honneur.

Autour de Bagnères, disséminés de tous côtés, on
admire de belles villas ou de jolis châlets, égayés par

des pelouses de verdure, des fleurs, des eaux retombant en cascades dans de rustiques bassins.

Presque au centre de la ville, s'élève la vieille église, avec ses murs noircis par le temps, son singulier clocher, et sa Protectrice Immaculée, placée au frontispice de sa grande porte. Née au seizième siècle, elle n'appartient à aucun style précis et n'a rien de remarquable. Pour le catholique c'est la maison de Dieu; mais pour l'enfant du pays, c'est deux fois un lieu béni. De génération en génération ses pères ont prié sur ses dalles de marbre; cet antique autel a béni leurs joies et consolé leurs douleurs. Que le souvenir et le respect des morts est doux au cœur de ceux qui savent aimer et espérer en un jour sans fin de lumière et de félicité.

Le soleil se lève radieux sur la nature endormie et vient lui rendre la vie et la joie. Tout s'éveille dans la jolie cité de Bigorre. Les landaux emportent vers les vallées de Campan et de Lesponne d'élégantes ladies, de graves diplomates, de jeunes étudiants. Les cavalcades aussi s'organisent pour le Pic du Midi et le Lac Bleu. On part; l'air est pur, l'atmosphère transparente et lumineuse. De légères vapeurs voltigent entre les saules qui bordent l'Adour, les prairies étincellent de mille feux, les oiseaux font entendre leur doux ramage; les montagnes, encore humides de rosée, apparaissent dans toute leur fraîcheur poétique, sous les premiers rayons du soleil. Parfois au sommet du Pic on aperçoit quelques taches de neige, le plus souvent il se dresse orgueilleusement entièrement dépouillé de son froid manteau d'hiver. Peu à peu on s'enfonce dans la vallée, la vie diminue, les bosquets de hêtres font place aux forêts de sapins, et les prairies aux pâturages communaux. Quelques pas encore, et vous ravirez à la montagne jalouse la vue de la jolie cascade de Grip, qu'elle cache soigneu-

sement, mais en vain, au fond de la vallée. Elle est jetée
là par la nature comme une étape pleine de fraîcheur, sur
la route qui mène au Pic du Midi, ce roi des Pyrénées
centrales, d'où le regard embrasse au loin l'immensité
des plaines du Languedoc et le panorama splendide de
la chaîne des Pyrénées. Ce spectacle grandiose élève et
saisit i'âme. Devant la majesté de cette nature si puis-
sante et si belle, elle rêve à sa sublime destinée, et sait
qu'elle a été faite pour aimer ce Beau, éternel et
divin dont elle entrevoit, par instants, de fragiles images
au sein des merveilles de la création.

Si c'est vers le Lac Bleu que vous entraîne le caprice,
jamais vallée plus gracieuse n'aura frappé vos regards.
Dans le lointain, lorsque le soleil l'inonde encore de ses
flots de lumière, se détache, sur l'azur du ciel, un pic
élancé, aux arêtes aiguës; ses formes aériennes, la trans-
parence que lui donnent les effets de lumière le feraient
prendre pour un de ces beaux mirages qui s'évanouissent
lorsqu'on croit les saisir. La vallée de Lesponne est tout
d'abord verdoyante, les hauteurs sont couvertes de belles
forêts de hêtres et de pâturages; des fermes, des
granges, des hameaux aigayent le paysage; mais on ne
tarde pas à abandonner ces lieux pleins de vie et de
mouvement, pour s'engager dans les sombres profon-
deurs de la vallée. Alors le torrent qui coulait si tran-
quille entre les prairies, gronde, se précipite, se brise
sur un lit dont les rives sauvages lui prêtent un
charme nouveau.

Un sentier étroit et serpentant aux flancs de la montagne conduit le touriste jusque sur les bords du Lac
Bleu. Rien ne saurait peindre l'idéale beauté de ses
eaux, reflétant l'azur du ciel, lorsqu'une brise légère
vient les agiter doucement; elles semblent sourire au
Créateur qui les a faites si belles. Perdue dans l'extase

devant ces scènes sublimes de la nature, l'âme se tait, impuissante à redire l'admiration qui la possède tout entière. Mais les derniers rayons du soleil couchant viennent d'empourprer l'horizon. Il faut s'arracher à la contemplation de tant de merveilles. Un long et dernier regard d'adieu emporte du Lac Bleu le plus délicieux souvenir.

Les ombres du soir descendent lentement et, lorsque le touriste regagne la route de Bagnères, la lune se lève derrière la montagne et monte lentement dans l'espace, éclairant la terre de ses rayons argentés. Quel retour charmant! Le paysage est calme, mais vivant. Il semble que l'astre mystérieux vous ait convié à une de ces belles fêtes de nuit où tout est lumière et joie.

Entre les trois vallées, sur un petit monticule, est posé, comme un nid charmant, le château de Saint-Paul. Ne demandez pas s'il appartient au style gothique ou roman, et à tel ou tel siècle. Non, l'art ne lui a rien donné. Toute sa beauté, tout son attrait, il le tient de la nature, et, par un sentiment plein de poésie, l'architecte qui a jeté là cette modeste demeure, lui a donné un salon dont les trois côtés s'ouvrent sur les vallées de Lesponne et de Bagnères, et sur la plus belle des allées du Parc. Cette salle qui répond, par sa simplicité, à l'idée de celui qui l'a faite, est l'abri protecteur d'où l'on peut admirer, sans crainte, la nature toujours si belle dans nos vallées, soit que le chaud soleil de juillet l'accable de ses brûlants rayons, soit que l'orage gronde et laisse tomber sur la terre une pluie de diamants, soit que l'hiver l'enveloppe sous son blanc manteau de neige, soit que la douce brise du printemps caresse ses moissons naissantes et ses prairies émaillées de fleurs.

Voilà un petit aperçu de ce délicieux coin de terre; mais si vous voulez faire plus ample connaissance avec lui, adressez-vous à Richard[1], cet habile investigateur, ce touriste infatigable, qui vous conduira partout où il y a des curiosités à voir, des sensations à éprouver, des difficultés à vaincre, des connaissances utiles à acquérir, et vous charmera par ses aimables et spirituelles causeries.

1 *Guide aux Pyrénées*, par Richard.

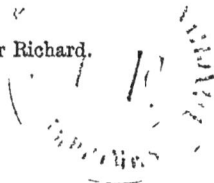

TOULOUSE, IMPRIMERIE PAUL PRIVAT, RUE TRIPIÈRE, 9. — 249

www.ingramcontent.com/pod-product-compliance
Lightning Source LLC
Chambersburg PA
CBHW060506200326
41520CB00017B/4932